RÉFLEXIONS

SUR

L'EMPOISONNEMENT

DES

CLASSES OUVRIÈRES

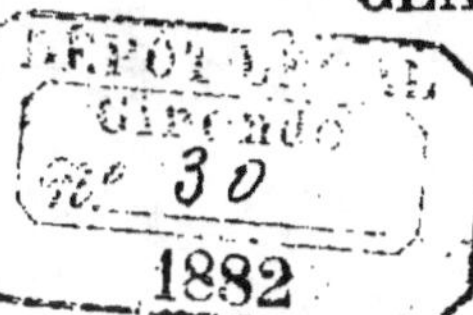

DEUXIÈME ÉDITION

PRIX : 40 cent. l'ex. et 3 fr. 60 la douzaine.

Franco par la poste.

EN VENTE

AUX IMPRIMERIES-LIBRAIRIES SAINT-PAUL

51, RUE DE LILLE, A PARIS
ET 30, PLACE PEY-BERLAND, A BORDEAUX

1882

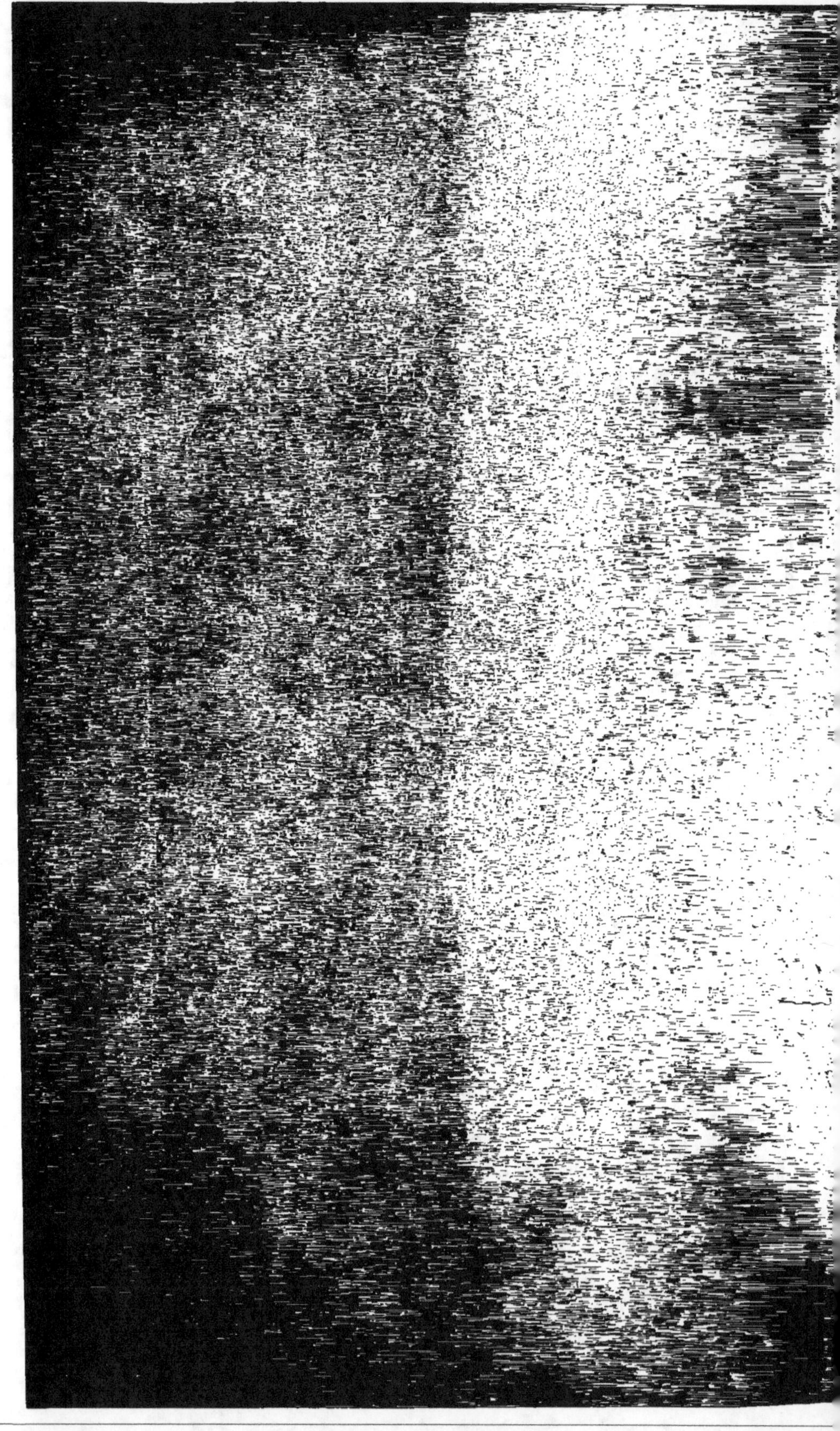

RÉFLEXIONS

L'EMPOISONNEMENT

DES

CLASSES OUVRIÈRES

DEUXIÈME ÉDITION

EN VENTE

AUX IMPRIMERIES-LIBRAIRIES SAINT-PAUL

51, RUE DE LILLE, A PARIS
ET 30, PLACE PEY-BERLAND, A BORDEAUX

1882

RÉFLEXIONS

SUR

L'EMPOISONNEMENT

DES

CLASSES OUVRIÈRES

Nous voudrions, dans cette brochure, appeler l'attention de nos lecteurs sur les fraudes dont les substances alimentaires et les boissons sont l'objet; nous parlerons particulièrement de la falsification des vins.

En entreprenant ce petit travail, notre but est de servir la cause de l'honnêteté et de la santé publique.

Cela dit, entrons en matière sans autres préambules.

La fraude est aujourd'hui générale, presque universelle, le fait est profondément triste, mais malheureusement incontestable.

Les actes du gouvernement constituent parfois de véritables aveux. Dernièrement, par exemple, M. le ministre de la Justice, a envoyé une circulaire, et on doit lui en savoir gré, pour recommander de poursuivre les fabricants de conserves alimentaires qui font usage de sels de cuivre et de plomb; autant aurait valu dire: jusqu'à présent il a été permis à une certaine catégorie d'industriels de vendre des aliments empoisonnés, à l'avenir ils ne pourront plus compter sur la même tolérance. Il est vraiment étrange que

le ministre soit obligé de rappeler aux marchands
qu'il n'est pas licite de compromettre la santé de
leurs clients. Ce délit est prévu et puni par le Code
pénal. Et si nous ne vivions pas sous le règne de
l'oubli des lois vraiment existantes, il n'y aurait nul
besoin d'une circulaire pour réprimer de semblables
faits. Nous ne craignons pas d'affirmer que c'est
une calamité publique de voir les fraudeurs atteints
seulement dans quelques cas; le plus souvent ils
paraissent jouir d'une sorte d'immunité : on sait ce
qu'est devenu le commerce des vins au détail à Paris
et dans toute la France; pour une condamnation,
quatre-vingt-dix-neuf coupables peuvent se livrer à
leurs affreux tripotages (pardon du mot, il rend seul
notre pensée) sans être inquiétés. Pour expliquer
cette tolérance, faudrait-il se souvenir que, dans un
banquet fameux, l'ancien Président de la Chambre ·
des députés a promis sa protection aux débitants de
la capitale; en vérité, nous nous refusons à le croire.
Dans une circonstance plus récente, nous avons été
péniblement impressionné en voyant M. Tirard,
alors ministre du Commerce, exprimer le désir que
la législation soit modifiée, afin de laisser une plus
grande latitude dans la manipulation des vins.

Une circulaire ministérielle ordonnait, il y a quelques mois, aux magistrats de poursuivre les marchands et les détenteurs de vins plâtrés à raison de
plus de 2 gr. par litre, le conseil d'hygiène ayant émis
l'avis que cette dose est le maximum au-delà duquel
le vin peut être nuisible.

Cette décision implique une tolérance qui nous pa-
raît blâmable, nous voulons bien croire que l'emploi
du plâtre dans les proportions indiquées n'est pas
nuisible; mais cela n'est pas moins une fraude, car
on se propose de donner ainsi au vin, d'une manière

artificielle des qualités de conservation qu'il ne possède pas naturellement. Il faut de plus remarquer que le plâtrage est exclusivement employé dans le midi, c'est-à-dire dans une contrée où le climat permettrait de récolter des vins de durée si on voulait les bien faire.

Une preuve que le plâtrage des vins est une opération illicite c'est que dans les contrées du nord, particulièrement en Allemagne, on refuse absolument d'en faire usage.

Nous ne pouvons nous empêcher de remarquer que la République avait promis la vie à bon marché. Or, non seulement les objets de première nécessité ont atteint un prix exorbitant, mais, même, il es difficile de se les procurer à l'état sain.

Cela n'empêche pas les habitants des villes, et souvent ceux des campagnes, d'acclamer ce régime qui tient si mal ses engagements.

Oui, malheureux ouvriers, ce gouvernement qui vous est si cher est impuissant à réprimer l'audace de ceux qui, chaque jour, vous font absorber une certaine dose de poison lent, ou du moins vous trompent sur la qualité et la nature des objets vendus.

Cette déplorable situation explique malheureusement trop bien un grand nombre de maladies, et même de morts prématurées ; par la même cause, dans beaucoup de familles, les enfants n'ont plus la vigueur naturelle à leur âge ; et l'affaiblissement physique de notre race, déjà si grand, va s'accroître encore plus.

Nos maîtres du jour aiment à se dire les exécuteurs de la volonté du peuple : qu'ils écoutent donc ce peuple criant justice contre ceux qui s'enrichissent à ses dépens d'une manière criminelle.

Les victimes doivent protester énergiquement, rappeler aux représentants de la nation qu'ils sont élus pour défendre les droits de leurs commettants; or, c'est un droit incontestable pour tous d'être protégé contre les empoisonneurs et les fraudeurs.

Au-dessus de la question de la santé publique, il y a un intérêt encore plus élevé : la moralité; à quel degré d'abaissement est donc tombé notre malheureuse patrie. L'infidélité dans les marchés est devenue une habitude, l'honnêteté, presque une exception. On a raillé dans ces dernières années un gouvernement qui se déclarait défenseur de l'ordre moral; on voulait sans doute le désordre moral : on a réussi, car, disons le en passant, ce n'est pas seulement dans les transactions commerciales que le mal reste impuni, tous les vices jouissent d'une licence inouie.

Mais hâtons-nous de revenir à la question spéciale qui nous occupe.

On a établi en France, depuis quelques années, un grand nombre de *fabriques de vin*; avec de l'eau, du raisin sec, de l'alcool et plusieurs autres ingrédiens parfois **toxiques,** on prépare un liquide qui ressemble plus ou moins au jus de la vigne. Une pareille industrie devrait-elle être autorisée? Nous répondons sans hésiter, non, mille fois non, lors même que ces produits ne contiendraient pas de substances dangereuses; elle entraîne des résultats désastreux: premièrement, les vendeurs de ce liquide font la fraude en ce sens que les acheteurs croient ordinairement avoir des vins naturels, ils sont trompés sur la nature de la chose vendue, fait prévu et puni par le Code pénal; même cas pour ceux qui mélangent des vins naturels et artificiels. Quelques négociants vont jusqu'à leur donner le nom et l'étampe de crûs classés et bien notés : délits très graves, contre lesquels le législateur a édicté des peines très sévères.

Il faut ajouter que ces abus ont des conséquences particulièrement funestes en ce moment. Nos pays vignobles sont dévastés par le phylloxéra et divers autres fléaux. Depuis plusieurs années, les mauvaises récoltes s'accumulent; avec elles la gêne, la misère et la ruine. Si les vins se vendaient un prix élevé, il y aurait une petite compensation; malheureusement, ce résultat ne pourra jamais être atteint, tant que les producteurs auront à lutter contre une concurrence si déloyale.

Remarquons qu'il ne s'agit pas seulement de l'intérêt des propriétaires; les paysans qui cultivent le sol, les ouvriers employés dans les innombrables industries tributaires de l'industrie vinicole, sont atteints en même temps. L'État lui-même verra une de ses principales ressources presque anéantie, si on ne met pas les viticulteurs en position de résister aux désastres qui les accablent. Pour faire saisir l'importance du mal, nous demandons la permission de citer les chiffres suivants:

On cultive la vigne dans soixante départements; quarante environ sont atteints par le phylloxéra, et, dans peu d'années, les vignobles seront détruits, si l'on ne trouve pas le moyen d'enrayer la marche du fléau.

Il est à noter que les grands pays vignobles: le Bordelais, les Charentes, l'Hérault, le Roussillon, le Dauphiné, une partie de la Bourgogne, sont les plus mal traités. On estime la récolte moyenne d'une année à plus d'un milliard et demi de francs; or, nous le répétons, cette source immense de revenus menace de disparaître, et, loin de venir en aide aux propriétaires, on les abandonne à la concurrence des plus hardis sophisticateurs.

Mais, nous dira-t-on, si nos vins augmentent de prix, l'ouvrier, le petit rentier, devront donc s'en passer? Nullement : l'Espagne, le Portugal, l'Italie, nous envoient de grandes quantités de vins à bon marché ; il en est parmi qui sont purs de tout mélange et qui possèdent de réelles qualités ; les modestes bourses y trouveront une ressource précieuse. Mais ce que nous regardons comme absolument regrettable pour le consommateur et le producteur français, et en même temps révoltant au point de vue de la moralité publique, c'est de voir ces produits de l'étranger falsifiés, mélangés, travaillés, comme on dit aujourd'hui, et vendus sous le nom de Bordeaux, de Bourgogne, ou de Roussillon.

Les négociants dont nous parlons, non seulement commettent la fraude, mais, parfois aussi, ils se rendent coupables de véritables empoisonnements.

De nombreuses analyses ont décélé dans les vins imités la présence de substances très nuisibles, tantôt employées comme matières colorantes, tantôt destinées à communiquer à ces liquides une ardeur qui plaît à des palais inexpérimentés.

Et pour faire comprendre à nos excellentes populations rurales et urbaines les effets désastreux des poisons, nous citons ce fait récemment arrivé à Paris dans le quartier du Palais-Royal. M. M., concierge, rue Villedo, avait porté pendant quelques jours des chaussettes en laine marron que sa femme avait tricotées elle-même avec le soin le plus minutieux lorsque, jeudi dernier, il ressentit aux pieds des douleurs très vives et dut s'aliter.

Les pieds du malheureux M... gonflaient pour ainsi dire à vue d'œil, et le premier médecin appelé constata une tuméfaction qu'il déclara être le résultat d'une intoxication et présenter un danger immédiat.

Un second praticien fut consulté, et celui-ci qui, par le plus grand des hasards, avait soigné, il y a un an, pour la même maladie, M. L..., officier de marine, descendu dans un hôtel de la rue Richelieu, se fit immédiatement montrer les chaussettes que le concierge avait quittées, et, au grand ébahissement de tous, les déclara empoisonnées.

Elles l'étaient, en effet, ainsi que l'a établi une expertise pratiquée dans l'officine d'un pharmacien, et voici comment :

La laine employée par Mme M... était, nous l'avons dit, d'un beau marron foncé ; or, cette nuance est obtenue par une composition dans laquelle entre, pour une très grande partie, une substance toxique au premier chef, le rosanilline, substance composée en traitant l'anilline (alcaloïde artificiel) par le tétrachlorure de carbone.

Des soins énergiques ont conjuré le danger et tout s'est borné à une information judiciaire tendant à rechercher de quelle fabrique provenait la laine empoisonnée.

Il y a un an, quand le même docteur qui a sauvé M... soignait l'officier de marine auprès duquel il était appelé, il crut, pendant quelques instants, qu'il serait obligé de lui amputer les deux pieds (moyen radical de l'empêcher de porter des chaussettes empoisonnées), et il remarqua que la tuméfaction de la chair correspondait exactement au dessin des chaussettes qui étaient rayées marron et blanc.

Comme on le voit, le fait est patent ; c'est la laine marron qui récèle le poison : poison congénère de la fuchine. Si donc il produit ces résultats par l'usage extérieur, qu'en sera-t-il, pris à l'intérieur ?

Les personnes compétentes déplorent cette situation et pensent qu'on devrait porter remède au mal sans retard. Agissons donc ; ne nous bornons pas à des regrets et à des souhaits. Mettons en usage tous les moyens dont nous pourrons disposer: le plus simple et le plus direct, et souvent le plus efficace, consistera à déclarer impitoyablement aux tribunaux toutes les fraudes qu'on découvrira. Partout où l'on pourra s'assurer du concours de la presse, on aura un moyen commode de mettre le public en garde contre les fournisseurs indélicats. La question a une telle importance que nous n'hésitons pas à recommander l'organisation de réunions privées et publiques où l'on ferait connaître le mal dans toute son étendue, **sans ménagement pour personne.**

On devrait convier à ces réunions les maires des localités, les conseillers généraux, les députés et les sénateurs du département, et réclamer leur concours contre les abus.

Il y a là une responsabilité à laquelle les représentants du peuple et les autorités municipales n'ont pas le droit de se soustraire. Ils sont obligés de travailler, chacun dans leur sphère, à réprimer les délits dont nous parlons.

C'est à vous, neuf millions d'électeurs, à rappeler à vos mandataires que l'hygiène publique est en grande souffrance, et que c'est un besoin impérieux de s'occuper de suite de cette grave question.

En terminant, nous citerons, pour corroborer nos affirmations, deux articles : le premier est emprunté au journal *La France* et a pour auteur M. le docteur Decaisne, dont la compétence dans ces sortes de questions est bien connue ; l'autre a paru dans le *National* et renferme des renseignements pleins d'utilité.

LA SANTÉ PUBLIQUE

LES EMPOISONNEURS PUBLICS

« C'est le marchand de vin qui vous vend du vin auquel il a ajouté de l'eau, du cidre ou du poiré, de l'alcool, du sucre, de la mélasse, de l'acide sulfurique, de la craie, du plâtre, de l'alun, du sel, des matières colorantes étrangères, des amandes amères ou des feuilles de laurier-cerise, ou bien qui vous débite un vin fabriqué de toutes pièces (liquide qui n'en renferme pas une seule goutte et qui n'est que le résultat de la fermentation du suc de raisin avec des eaux fermentées sur des corps sucrés, tels que : sirops de fécules, fruits secs, sucre brut, etc., ou sur des bois de genièvre, des semences de coriandre, du pain de seigle sortant du four et coupé par morceaux, le tout coloré avec une infusion de betteraves rouges ou des fruits de la myrtille).

« C'est le boulanger qui introduit dans le pain de l'alun, du sulfate de zinc, du carbonate de chaux, de la terre de pipe, du borax, de la fécule de pomme de terre, de la poudre d'iris de Florence, etc.

« C'est l'honnête villageois qui vous vend fort cher du beurre d'Isigny ou de Gournay frelaté par la craie, les pommes de terre, le lait durci au feu, le suif de veau, la graisse de cochon, le chromate de plomb, le curcuma, le safran, etc.

« C'est l'épicier qui allonge son café avec l'orge, l'avoine, le maïs, les raves, les carottes, les betteraves, la chicorée, ou le fabrique de toutes pièces avec de l'argile, ou qui colore avec le bleu de Prusse, par l'indigo, par le sulfate de fer, les grains jaunes des qualités inférieures; qui vous vend du poivre en poudre falsifié par de la farine de haricots, de la poudre de feuilles de laurier ou de noyaux d'olives, par de la terre pourrie, etc.; qui vous vend du chocolat dans lequel entrent l'huile d'amandes douces, le baume de Tolu, le benjoin, la gomme adragante, la sciure de bois, le cinabre, l'oxide rouge de mercure, le minium, etc.; qui fabrique des confitures de groseilles ne renfermant pas trace de ce fruit, c'est-à-dire composées de pectine (principe coagulant des fruits) colorée avec le suc de la betterave rouge, aromatisée avec le sirop de framboises et solidifiée avec de la gélatine; qui confectionne des confitures d'abricots avec deux tiers de potiron et un tiers d'abricots, ou qui fabrique, comme en Angleterre, des marmelades dites d'oranges, avec des navets.

« C'est le charcutier qui vous débite des viandes avariées et moisies; qui fait des saucissons, dits de Bologne, avec de la viande de chevaux morts de maladie; qui ne nettoie pas suffisamment ses vases de cuivre ou de plomb; qui enjolive et décore parfois ses produits avec des matières colorantes comme l'arsénite de cuivre. Dans une seule visite faite chez les charcutiers de Paris, M. Gisquet, ancien préfet de police, a fait confisquer 10,000 livres de charcuterie avariée : jambons, saucissons et cervelas à moitié pourris.

« C'est le cafetier qui débite de la bière, dans laquelle il n'entre ni orge, ni houblon, qu'on remplace par des têtes de pavots, de sureau, de belladone, du datura stramonium, de l'ivraie, de l'écorce de saule et de l'acide picrique.

« C'est le marchand de lait qui additionne sa marchandise d'eau, de fécule, de caramel, de cassonade, de gélatine, de teinture de pétales de souci, de carottes cuites au four, etc.

« C'est le marchand des quatre saisons, — cela s'est vu sur les marchés de Londres, — qui, pour donner à des petits pois vendus comme primeur une apparence de maturité et la couleur requise, les fait bouillir dans une infusion de vert-de-gris et d'urine, ou qui *trempe* les haricots, vieux restes de magasins, et leur donne, en augmentant leur volume, un rendement de cent pour cent, c'est-à-dire qu'un litre en rend deux.

« Je n'en finirais pas, si je voulais indiquer seulement toutes les fraudes attentatoires à la santé publique que l'amour du lucre et, il faut bien le dire, les progrès de la chimie moderne ont suggérées aux commerçants de nos jours. Autrefois, l'industriel malhonnête était tout simplement un voleur; aujourd'hui, c'est souvent un empoisonneur.

« Le croirait-on? On a cherché à excuser la pratique des falsifications. Mais, comme le dit M. Soubeiran, professeur à l'École de pharmacie de Montpellier, les raisons qu'on a alléguées ne sont pas acceptables.

« On a dit que le public ne met aucun obstacle à la falsification et recherche même certains produits qui sont sophistiqués. C'est là une excuse insuffisante et ce n'est pas une raison pour satisfaire au goût du consommateur qui, d'ailleurs, n'est jamais prévenu de la sophistication par le vendeur et ne peut pas soupçonner les dangers qu'il peut courir.

« On a allégué aussi la nécessité de vendre bon marché que réclame surtout le public. Ce n'est pas encore là une raison pour livrer autre chose que ce qui est demandé et tromper sur la nature de la marchandise vendue. D'ailleurs, le bon marché n'est que fictif, puisqu'on falsifie aussi des substances moins chères et qu'on les vend au taux du produit demandé, taux qui est toujours supérieur.

« La plupart du temps les falsificateurs prétendent que les substances introduites ne présentent rien de nuisible et qu'elles ne servent qu'à augmenter le poids ou le volume. A ceci, on peut répondre en démontrant que souvent les substances adultérantes sont dangereuses pour la santé et qu'il n'est pas indifférent de remplacer une partie d'un aliment par une matière non nuisible, mais non alimentaire. Comme on l'a dit justement, 5 pour cent d'eau ajoutée chaque jour au pain représentent à la fin de l'année une disette de dix-huit jours et peut changer pour l'ouvrier malheureux une année d'abondance en une année de disette.

« Dans tous les cas, la falsification est coupable et doit être réprimée sévèrement, qu'elle soit le fait du fabricant ou du marchand en détail, et la législation de tous les peuples est riche en lois, décrets et règlements de police sanitaire destinés à empêcher la vente des denrées alimentaires avariées ou falsifiées. Cependant les falsifications deviennent de jour en jour plus nombreuses et plus habiles, et c'est la partie de la nation dont la santé est le principal capital qui est surtout victime des méfaits des falsificateurs. Il y a là une question de médecine publique de la plus haute importance et qui s'impose de plus en plus à l'attention et à la sollicitude de l'administration et des hygiénistes. Il ne faut donc pas s'étonner si, depuis quelques années, les États-Unis d'Amérique, l'Angleterre, l'Allemagne, l'Autriche, la Hongrie, l'Italie, la Russie, la Suisse, la Belgique, édictent des lois sévères contre les falsificateurs des denrées alimentaires et établissent des laboratoires d'analyse destinés à découvrir les fraudes.

« En France, la répression est insuffisante faute d'activité dans la recherche et la poursuite des délinquants, et la surveillance directe des agents de l'État ne s'exerce guère que sur les boissons fermentées. C'est surtout le défaut d'initiative auquel sont condamnés les conseils d'hygiène qui favorise cette liberté de nuire laissée aux falsificateurs. Il y a, il faut bien le dire, en ce moment, une réaction favorable. Certaines municipalités organisent des laboratoires d'analyse comme dans les pays dont nous parlons plus haut, et les agents du gouvernement commencent à prendre l'initiative des poursuites trop rarement intentées par les particuliers.

« Cependant, les conseils d'hygiène et de salubrité dans chaque arrondissement, dans les chefs-lieux de canton, et le conseil central d'hygiène et de salubrité de chaque département créés en 1848, donneraient les meilleurs résultats, si l'initiative leur appartenait, s'ils dépendaient d'une direction autonome de la santé publique, s'ils n'étaient pas subordonnés enfin à des administrations irresponsables et incompétentes. L'allocation dérisoire qui leur est accordée ne permet pas d'ailleurs la création de laboratoires d'analyse permanents.

« Quelques municipalités ont cherché à remédier à cette organisation imparfaite, et, profitant de la latitude que leur laissent les lois anciennes non abrogées, ont créé des bureaux d'hygiène comme l'ont fait beaucoup de pays étrangers. Ces bureaux fonctionnent à Nancy, au Havre. On s'occupe de leur établissement à Lyon, à Marseille, à Bordeaux, et Paris suivra.

bientôt, sans doute, cet exemple. A Paris, le laboratoire municipal, sous la direction d'un savant chimiste, M. Charles Girard, fonctionne depuis bientôt deux ans et a rendu déjà de grands services pour la constatation et la répression des falsifications des denrées alimentaires ; mais il n'est pas ouvert au public. Dans quelques semaines, on augmentera, nous dit-on, le nombre des fonctionnaires ; les plaintes pourront être adressées directement au laboratoire.

« Le plaignant recevra un récépissé détaché du registre à souche sur lequel seront inscrits les nom et adresse du vendeur, la nature et la qualité de la marchandise, les motifs de la plainte. Les échantillons apportés par le plaignant seront analysés et quand on aura constaté une altération ou une sophistication, un contrôleur général fera faire les prélèvements officiels en double, un échantillon pour le laboratoire et un second pour l'expertise contradictoire. Si la falsification est constatée, la plainte sera envoyée au procureur de la République qui poursuivra d'office. Le public ne sera prévenu qu'après le jugement. Le plaignant pourra alors, s'il le juge convenable, même après la condamnation en police correctionnelle, exercer son droit de poursuite en dommages-intérêts.

« Dans un excellent mémoire lu au congrès international d'hygiène de Turin, au mois de septembre dernier, le docteur Émile Vidal, médecin de l'hôpital Saint-Louis, s'est demandé si l'on ne pourrait pas, dans une certaine mesure, prévenir les falsifications, en un mot, s'il serait possible de ne laisser mettre en vente que des substances alimentaires reconnues de bonne qualité. En théorie, comme le dit M. Vidal, il devrait en être ainsi. Pratiquement, il est impossible à l'autorité la plus vigilante de garantir la pureté de tous les aliments et boissons, non plus que de tous les autres articles de commerce. Cependant, en Angleterre, le thé arrivant de Chine, est soumis, comme nous l'avons déjà dit ici, même dans un article sur les falsifications de cette plante, à un examen chimique, et il ne peut entrer dans le pays que lorsque les experts ont constaté sa bonne qualité.

« On avait proposé, il y a deux ou trois ans, au comité d'hygiène publique de France, d'imposer une marque de garantie obligatoire à la plupart des denrées et boissons alimentaires ; mais, comme le fait observer M. Vidal, cette marque de garantie élèverait naturellement le prix des denrées et les marchands auraient intérêt à se soustraire à l'obligation. Il en serait tout autrement si, au lieu d'être obligatoire, cette formalité était facultative. Les producteurs et les marchands honnêtes auraient intérêt à la demander. Notre confrère pense que la marque de garantie facultative, alors qu'elle ne serait, au minimum, que de 2 à 5 pour cent de la valeur vénale des marchandises, produirait, comme impôt, une somme importante. En effet, la marque de contrôle obligatoire des objets fabriqués en or ou en argent rapporte, en France, plus de 6 millions de francs et coûte à l'État moins de 300,000 fr. de frais de laboratoire et d'employés.

« Le savant hygiéniste a terminé sa remarquable communication par les conclusions suivantes, qui ont été votées à l'unanimité :

« 1º Presque toutes les législations sont suffisantes
« pour la répression de la falsification des aliments
« et des boissons.

« 2º Dans les pays où cette répression est insuffi-
« sante, la surveillance est imparfaite. La recherche

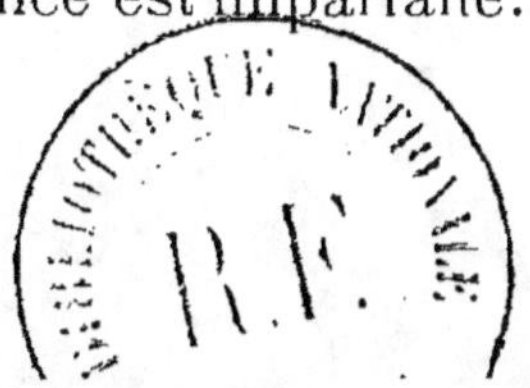

« et la constatation des contraventions doit être
« activée :

« *A*. Par la création de *Laboratoires municipaux*
« *ou cantonaux d'analyse* ;

« *B*. Par la mission confiée aux commissions
« sanitaires et aux inspecteurs de la santé de recher-
« cher et de poursuivre les délinquants ;

« *C*. Par la facilité donnée aux particuliers et aux
« associations (sociétés d'hygiène, sociétés de tem-
« pérance, sociétés de consommation, etc.) de porter
« leurs plaintes aux commissions ou aux inspecteurs
« sanitaires et même directement aux chefs des labo-
« ratoires municipaux ou cantonaux d'analyse.

« 3° Une marque de garantie facultative, scellant,
« après analyse chimique, les denrées alimentaires
« examinées dans les laboratoires d'analyse spécia-
« lement désignés, permettrait de fournir à la con-
« sommation du public des denrées alimentaires
« parfaitement pures.

« Le produit de cette marque de garantie serait
« intégralement affecté à l'entretien des laboratoires
« d'analyse et à la subvention des agents chargés de
« chercher et de poursuivre les falsificateurs. »

« Nous pensons que les mesures que réclame
M. Vidal apporteraient une révolution salutaire dans
le commerce des denrées alimentaires. Elle mettrait
un certain frein à cette soif de s'enrichir par des
moyens que nous ne craignons pas de qualifier de cri-
minels. Elles·remettraient en honneur ces commerçants qui, comme ceux d'autrefois, travaillent patiem-
ment comme la fourmi et l'abeille pour amasser la
provision de l'hiver. Peut-être le public aurait-il autre
chose que des sarcasmes pour ceux qui parlent de
faire lentement, par le travail et l'économie, une for-
tune honnête ; peut-être ne les mettrait-on plus au nom-

bre des dupes et des niais, qui pensent, avec je ne sais quel poète de l'antiquité, que si l'argent — l'âme et le Dieu de ce siècle — est un bon serviteur, il est souvent aussi un mauvais maître. Enfin, et surtout, on pourrait, pour le plus grand profit de la santé publique, mettre en quarantaine ces malfaiteurs, ces voleurs, ces empoisonneurs du peuple, maires de leur commune, marguilliers de leur paroisse (1), voire même députés, qui, spéculant sur la misère, vendent aux pauvres gens sans défense des denrées alimentaires que l'on ne donnerait pas à des chiens de bonne maison.

« Dr E. DECAISNE. »

Le *National* nous fournit les renseignements suivants sur les opérations du laboratoire de chimie installé à la Préfecture de police de Paris pour analyser les falsifications des boissons et des produits alimentaires.

Les résultats qu'il communique démontrent l'utilité de cette innovation.

Citons, par exemple, le lait : sur 12 échantillons, 1 bon, 11 mauvais ; les confitures : 9 échantillons, 1 bon, 8 mauvais. La bière et le cidre présentent généralement 1 bon échantillon contre 2 mauvais.

Quant au vin, cela devient plus grave. On croit avoir mal lu d'abord, mais les chiffres sont implacables, nous les copions : vin, 133 échantillons, bons 3, le reste mauvais.

---

(1) Nous voudrions pouvoir affirmer que les marguilliers ne méritent jamais ce reproche.

Ne serait-ce pas le cas de rappeler le mot d'Alphonse Karr : « Si j'empoisonne mon épicier, j'attrape au moins les travaux forcés. Si mon épicier m'empoisonne, il a 40 fr. d'amende. »

Et si mon gouvernement me laisse empoisonner qu'aura-t-il ?

Henry GOURREAU.

113 — Bordeaux, Imp. Saint-Paul (O.-L. Favraud), 30, place Pey-Berland.

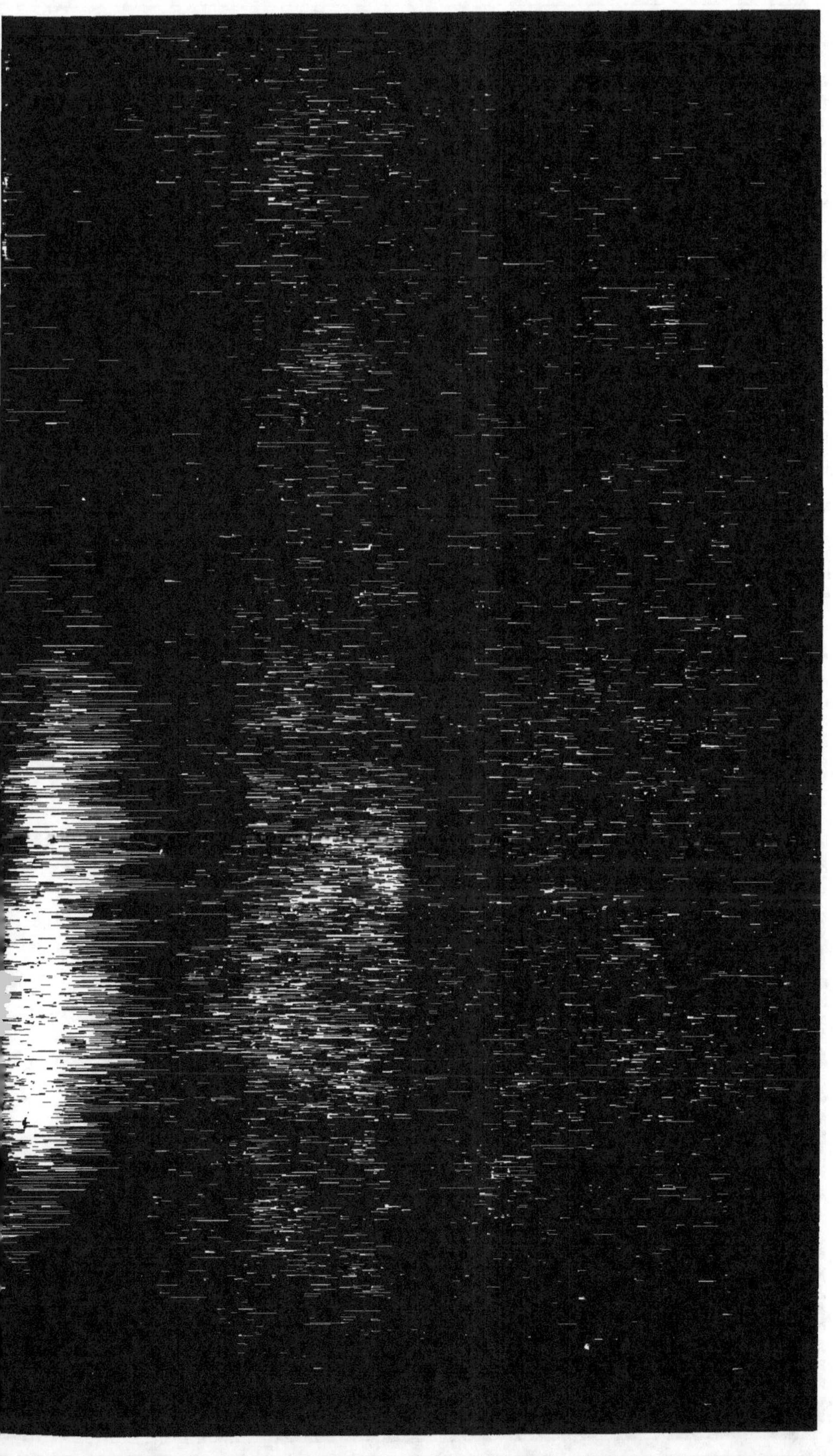

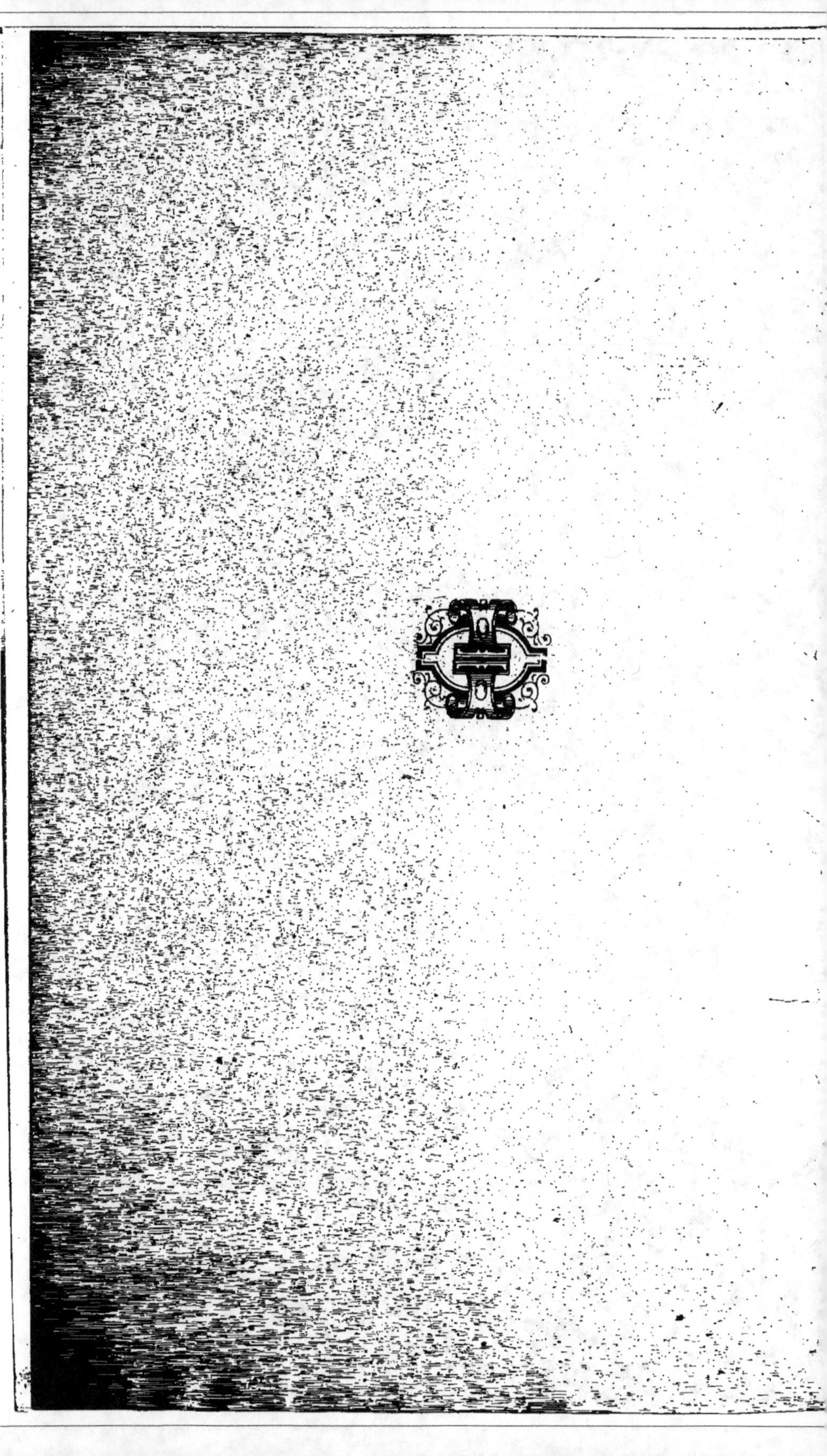

www.ingramcontent.com/pod-product-compliance
Lightning Source LLC
LaVergne TN
LVHW012321050726
842524LV00004B/1537

9782013698795